HYGIÈNE PUBLIQUE.

QUELQUES RÉFLEXIONS

SUR

L'INSALUBRITÉ DE CERTAINES VIANDES DE BOUCHERIE

ET

LES MOYENS D'EMPÊCHER LEUR USAGE COMME ALIMENT,

Par M. le Dr LE BIDOIS,

CHIRURGIEN DE LA MAISON CENTRALE DE FORCE ET DE CORRECTION DE BEAULIEU,
PROFESSEUR DE L'ÉCOLE DE MÉDECINE DE CAEN, MEMBRE DE LA SOCIÉTÉ
DE MÉDECINE ET DE LA COMMISSION DE SALUBRITÉ DE LA MÊME
VILLE, DE LA SOCIÉTÉ DE VACCINE DU CALVADOS,
CORRESPONDANT DE L'ACADÉMIE NATIONALE
DE MÉDECINE DE PARIS, ETC.

CAEN,

IMPRIMERIE DE VEUVE PAGNY,

Rue Froide, 29.

DÉCEMBRE 1850.

1851

§ I.

INSALUBRITÉ DE CERTAINES VIANDES.

Les viandes qui proviennent des bestiaux morts-nés ou abattus trop jeunes, ou des bestiaux malades, surmenés ou maltraités, sont-elles insalubres?

Avant d'examiner si les viandes dont il s'agit doivent être considérées comme nuisibles à la santé, je crois utile de faire remarquer qu'il existe plusieurs degrés, ainsi que plusieurs modes d'insalubrité, depuis l'action qui se borne à causer de simples indispositions, jusqu'à celle qui entraîne des maladies sérieuses et menace la vie.

On sait aussi que parmi les matières insalubres, il en est dont l'influence se manifeste immédiatement, ou fort peu de temps après leur application au corps vivant; et qu'il en est d'autres, au contraire, dont les propriétés malfaisantes ne se révèlent qu'après un intervalle plus ou moins long, et lorsque ces matières, répandues dans les diverses parties du corps, se sont incorporées, pour ainsi dire, à leur substance. Or, dans la question qui se présente, il importe beaucoup de ne pas perdre de vue que ce dernier mode d'insalubrité n'est pas le moins redoutable, bien qu'il soit le plus lent dans sa manifestation et le plus obscur dans son influence. Les modifications profondes et toujours plus durables qu'il fait subir aux humeurs et aux solides qui nous constituent, deviennent, on le sait également, les causes prédisposantes les plus actives d'une multitude de maladies aiguës ou chroniques. Ce sont ces intimes et fâcheuses modifications qu'il faut regarder, en beaucoup de circonstances, comme la cause des funestes dégénérescences qui s'emparent de nos organes et les détruisent si fatalement, à l'occasion de causes extérieures fort légères.

Observons encore qu'indépendamment] de l'insalubrité *positive ou absolue*, qui résulte des qualités délétères que peuvent offrir les substances que nous introduisons dans notre économie, il en est une qui est *relative* et vient uniquement de ce que ces substances ne possèdent pas les qualités utiles ou salutaires qui leur sont essentielles dans l'état normal, et qui motivent leur introduction. Ainsi, par exemple, l'air atmosphérique peut nous devenir funeste par cela seul que la proportion de l'oxigène, son élément vivifiant, aura diminué au point de ne plus répondre aux besoins de la respiration, et sans qu'il y soit intervenu aucune substance étrangère positivement nuisible. De même, une poudre inerte, substituée à celle du quinquina dans le traitement d'une fièvre intermittente pernicieuse, entraînera, par son inertie même, des conséquences aussi fâcheuses pour le malade que s'il eût pris du poison.

Si donc on reconnaît, ainsi qu'il me paraît juste de le faire, que *la qualité salutaire et essentielle de toute substance alimentaire est de nourrir de la manière et dans la mesure que comporte son espèce dans l'état normal*, on devra également reconnaître que les substances liquides ou solides qui sont vendues comme aliment, peuvent se trouver insalubres, par cela seul qu'elles manquent de la qualité nutritive et réparatrice qu'elles devraient avoir et en vue de laquelle on les consomme. Par conséquent, le lait apauvri par le mauvais état des bestiaux qui le fournissent ou par la fraude du marchand ; la bierre, le vin, le cidre, etc., sophistiqués ou mal préparés ; le pain mal levé, mal cuit ou dépourvu d'une quantité suffisante de gluten ; les fruits encore verts ou gâtés, etc., doivent, à bon droit, être considérés comme des aliments insalubres ; bien qu'il puisse arriver que les recherches physiques ou chimiques ne découvrent en eux aucune matière positivement nuisible. Ces aliments trompeurs, qui se vendent trop souvent avec impunité aux personnes inexpérimentées ou sans défiance, doivent donc aussi être absolument proscrits ? Leur trafic déloyal et pernicieux pour la santé des habitants est donc un de ceux qui appellent particulièrement la surveillance et la sévérité des autorités dont les attributions comprennent la salubrité publique.

Cette explication fera mieux saisir, je l'espère, les motifs qui me paraissent devoir faire placer certaines viandes, regardées jusqu'ici comme innocentes, dans la catégorie de celles qui nuisent à la santé de l'homme.

J'arrive maintenant à la question dont il s'agit, et j'examine d'abord si la viande des *bestiaux morts-nés ou abattus fort peu de temps après la naissance,* est insalubre.

A ce sujet une discussion serait superflue : l'insalubrité de cette viande n'est contestée par personne. Les hommes de la science s'accordent pour la proscrire et l'expérience journalière la signale comme fournissant une nourriture aussi malsaine que désagréable. En effet, cette viande, malgré les apprêts culinaires les mieux entendus, reste toujours d'une saveur fade et nauséuse, d'une digestion lente, pénible et souvent accompagnée de flatuosités et de pesanteur épigastrique ; elle satisfait mal l'appétit, diminue les forces de l'homme en santé, sans réparer celles du convalescent, et finit par causer des coliques et de la diarrhée ; son usage prolongé entraîne une langueur et une débilité générales. Ces inconvénients, au reste, se montrent d'autant plus prononcés que les personnes qui mangent de cette viande ont une santé plus délicate et plus faible, et qu'un aliment tonique et réparateur leur serait plus nécessaire. C'est pourquoi, bien que la chair des bestiaux trop jeunes ne renferme pas de substances absolument nuisibles, elle doit néanmoins être considérée comme insalubre, par cela seul qu'elle est trop imparfaite pour avoir les qualités digestives et réparatrices qui seules rendent salutaire la viande des jeunes animaux plus âgés.

Quant aux viandes provenant de *bestiaux malades, surmenés ou maltraités,* on peut les diviser en deux catégories qui comprendront, l'une la viande des bestiaux qui *ont succombé* à des maladies, à des fatigues ou à de mauvais traitements ; et l'autre la viande des bestiaux qui *ont été abattus* alors qu'ils étaient sous l'influence de quelqu'une de ces affections.

Les viandes de la première catégorie sont extrêmement insalubres et à cet égard le moindre doute ne peut être conservé, surtout quand elles sont fournies, ainsi que l'observent les gens de l'art, par des animaux qui sont morts de maladies *charbonneuses* ou *consécutives à la parturition, de phtysies tuberculeuses et autres, de pneumonies gangréneuses, de cachéxie* ou *pourriture, de sang de rate,* etc., ainsi que de fatigues ou de mauvais traitements. On conçoit facilement que ces di-

verses affections (lors même qu'elles n'ont pas, comme les maladies charbonneuses, une malignité spéciale, qui infecte le corps entier et le rend en quelque sorte *vénéneux*, n'en viennent jamais à causer la mort de l'animal, sans produire dans toutes les parties de son corps, et particulièrement dans ses chairs, une altération profonde qui les rend éminemment nuisibles comme aliment. D'ailleurs, l'aspect de ces chairs et surtout leur odeur et leur saveur nous impressionnent toujours de la manière la plus rebutante, et il n'est personne dont le cœur ne se soulève à la seule pensée de s'en nourrir.....
Et, qu'on ne s'y trompe pas, une telle répugnance ne vient pas d'un excès de délicatesse de nos sens ou d'un préjugé; car elle est tout-à-fait instinctive, générale et partagée même par les animaux que leur organisation n'a pas destinés à se nourrir de chairs corrompues.

Ajoutons que de tristes et nombreux événements, recueillis par des observateurs véridiques, ont justifié depuis longtemps la légitimité de cette répugnance. M. Hamont en a rapporté un grand nombre dans son mémoire lu à l'Académie des sciences de Paris, le 4 octobre 1847. Une partie de ces faits se trouve consignée dans le deuxième rapport que je fis le 21 décembre de la même année, à la Société de Médecine de Caen, sur la mauvaise qualité des viandes que l'on continuait de vendre en cette ville. Comme ce rapport et celui qui l'avait précédé, le 28 août 1846, furent, dans le temps, adressés par cette Société à l'Administration municipale, imprimés et publiés dans les journaux, il me paraît inutile de citer de nouveau les observations qu'ils contiennent à l'appui d'une opinion généralement admise aujourd'hui.

Je ferai seulement remarquer que les faits recueillis par les auteurs, sur l'insalubrité de certaines viandes, se rapportent, pour la plupart, à des accidents rapides et d'une haute gravité ; accidents qui ont dû, par ce caractère même, attirer particulièrement l'attention des observateurs et empêcher les méprises des malades. Mais combien d'autres événements du même genre sont restés inaperçus ou méconnus, parce que leur moindre importance ou leur apparition tardive ne firent pas remonter à leur véritable origine?...

On cite, il est vrai, des cas où l'usage de ces sortes de viandes a paru n'être suivi d'aucuns accidents fâcheux. Mais il est permis, ce me semble, de douter de cette complète innocuité, si l'on tient compte des remarques que j'ai faites plus haut sur certains effets obscurs et tardifs des substances insalubres qui échappent facilement à l'observation. D'ailleurs, la réalité des faits heureux et exceptionnels ne détruit en rien celle des faits malheureux et authentiques, et on conviendra que cette dernière suffit amplement pour que les viandes dont il s'agit soient considérées comme un aliment fort dangereux, et pour qu'une administration éclairée s'empresse d'apporter à leur débit tous les obstacles qui sont en son pouvoir.

Les viandes qui proviennent des bestiaux que *l'on abat lorsqu'ils sont malades*, ou à la *suite de fatigues et de mauvais traitements*, méritent en général la réprobation dont viennent d'être frappées les viandes précédentes. On sait que les propriétaires des bestiaux malades se décident rarement à sacrifier ceux-ci avant que la gravité du mal ait rendu la guérison incertaine ou éloignée ; et alors, quand le mal est grave à ce point, l'économie entière de ces animaux a déjà subi une détérioration bien grande : leurs chairs ont perdu totalement les bonnes qualités de l'état sain, les seules qui les constituaient un aliment agréable et salubre ; les seules qui leur donnaient réellement du prix.

On doit en dire autant de la viande des bestiaux qui, avant d'être abattus, ont *été surmenés ou maltraités*. De l'avis de tous les hommes de l'art (avis que les faits mentionnés plus haut confirment entièrement), l'usage alimentaire de cette viande est des plus nuisibles.

Au nombre des mauvais traitements que peuvent subir les animaux destinés à l'abattage, il ne faut pas oublier de placer la privation prolongée de boisson ou de nourriture. Sans doute, cette privation n'entraîne pas des maladies comme il s'en présente en toute autre circonstance, des *pneumonies*, des *métro-péritonites*, des *phtysies*, etc., etc., dont les traces cadavériques sautent, pour ainsi dire, aux yeux et que personne ne peut contester ; mais elle cause certainement chez ces animaux, aussi bien que chez les hommes, un état de maladie spéciale, que caractérise surtout une altération profonde du sang et des chairs. Ce n'est pas ici le lieu de faire l'histoire de cet état, il suffit de constater qu'il est très-réel, bien que moins apparent que beaucoup d'autres, et qu'il n'est méconnu par aucune personne de l'art.

Peut-être convient-il en ce moment de faire une exception en faveur de la viande des bestiaux qui ont été abattus au début de la *pneumonie aiguë*, ou immédiatement après un part laborieux qui les a mis en danger de périr ? Car, ainsi que l'a fait remarquer l'un de mes honorables collègues, à la Société de médecine de cette ville, M. Caillieux, dont les connaissances spéciales ont contribué beaucoup à éclairer ces diverses questions, cette viande ne paraît pas, à un simple examen, différer notablement de celle des animaux abattus en parfaite santé, et plusieurs personnes de l'art pensent qu'elle peut servir à la nourriture de l'homme sans produire des effets nuisibles. Je ne connais aucun renseignement qui infirme positivement cette opinion. Toutefois, il me semble, d'après ce que l'on sait de la grande promptitude avec laquelle les humeurs et les chairs s'altèrent dans les maladies graves, même à leur début, que ces viandes, si elles ne sont pas absolument insalubres, ne peuvent cependant être rangées parmi celles qui sont de bonne qualité.

§ II.

Moyens d'empêcher l'usage des viandes insalubres comme aliment.

Deux moyens principaux se présentent pour concourir à empêcher cet usage : l'un consiste à répandre dans le public, à vulgariser, en un mot, les notions relatives aux caractères qui distinguent les bonnes viandes des mauvaises. Nul doute que les acheteurs, éclairés par ces notions, n'apportent et plus d'attention plus de discernement dans le choix qu'ils feront des viandes qui leur seront offertes. Nul doute également que ceux des bouchers dont la marchandise laisserait à désirer sous le rapport de sa bonne qualité et qui auraient à redouter le discernement de leurs acheteurs, ne mettent eux-mêmes plus de soin à se pourvoir de viandes irréprochables quant à la salubrité. L'autre moyen consiste dans les mesures que l'autorité peut prendre, soit pour surveiller efficacement le commerce des viandes de boucherie, soit pour signaler au public les bouchers ou les marchandises qui mériteront sa confiance.

PREMIER MOYEN. — *Exposition des caractères distinctifs des viandes insalubres.*

C'est aux personnes de l'art qu'il appartient spécialement de faire connaître quels sont ces caractères, puisqu'elles possèdent seules l'expérience et les connaissances scientifiues qui sont indispensables en pareille circonstance. Je crois donc, à cette occasion, devoir citer ici un extrait du Mémoire que nous adressâmes, M. Cailleux et moi, en 1847, à la Commission municipale de Caen, alors chargée d'aviser aux moyens d'empêcher la vente des mauvaises viandes comme aliment. Cet extrait fut depuis inséré dans le rapport que je fis, sur le même sujet, le 16 décembre 1848, à la Commission de salubrité de cette ville, au nom d'un comité composé de MM. les Docteurs Vatel et Faucon et de moi ; rapport qui fut transcrit sur les registres de cette commission et où se trouvent déjà consignées les idées principales que je reproduis ici.

Les renseignements que contient cet extrait ne sont pas le fruit de nos seules recherches ; ils résultent aussi des communications qu'ont bien voulu nous faire des vétérinaires distingués qui sont attachés depuis longtemps à la surveillance des abattoirs de plusieurs de nos principales villes et méritent, à tous égards, une grande confiance.

Sans doute ce travail laisse beaucoup à désirer et demande encore des recherches et des expériences. Mais, comme il est un premier pas vers les moyens de soustraire nos concitoyens aux dangers de la consommation des viandes insalubres, sa publication nous a paru ne devoir pas être plus longtemps différée. D'ailleurs nous avons espéré que le sujet neuf et intéressant auquel il se rapporte, attirerait l'attention des observateurs et que leurs recherches viendraient avec les nôtres concourir à donner au tableau que nous avons ébauché toute la perfection qu'il doit avoir.

Voici cet extrait, à quelques différences près dans la rédaction:

« Indiquons d'abord les caractères physiques les plus apparents
» des viandes saines et de bonne qualité ; ces caractères fournissent
» un terme de comparaison indispensable pour apprécier ceux des
» autres viandes et, d'ailleurs, leur absence est toujours un juste
» motif de suspecter les viandes où elle se rencontre.

» La chair musculaire (*le charnu*) des bœufs et des vaches adultes,
» lorsqu'elle est saine et fraîche, est généralement d'un rouge plus ou
» moins vif et non blafard, dont la nuance est uniforme dans chaque
» partie ; son odeur n'a rien de fétide, ni même seulement de désa-
» gréable ; sa consistance est ferme sous l'impression du doigt et elle
» résiste d'une manière prononcée aux efforts par lesquels on tente
» de la déchirer ; son tissu cellulaire est partout d'un beau blanc,
» facile à désunir et moelleux au toucher ; il ne renferme aucunes
» grannulations, et n'est [infiltré d'aucune sérosité. Le suif de cette
» viande est ferme, compact et bon pour le commerce , bien que sa
» couleur puisse varier du blanc au jaune plus ou moins foncé.

» Sur les veaux abattus en bon état , et d'un âge convenable , la
» chair musculaire est tantôt d'un rouge clair ou un peu pâle, tantôt
» d'un blanc rosé, selon l'âge et le genre de nourriture de l'animal :
» la nuance blanchâtre, dans notre pays , caractérise en général les
» veaux très-jeunes. Cette chair, dans sa fraîcheur, offre une cer-
» taine consistance qui est moindre, toutefois, que celle de la viande
» des bestiaux adultes. Quant à son odeur , elle est douce et un peu
» fade, mais nullement désagréable.

» Ajoutons que les bonnes viandes, lorsqu'elles sont cuites à l'eau,
» même sans assaisonnements, fournissent peu d'écume et un bouil-
» lon bien transparent, d'une odeur suave et appétissante , qui se
» conserve longtemps sans s'aigrir. Roties modérément, ces mêmes
» viandes se gonflent , s'attendrissent, deviennent jûteuses et répan-
» dent un parfum qu'on se plaît à respirer.

» Lorsque la viande provient d'animaux affectés de maladies qui
» la rendent insalubre, la chair musculaire se montre, chez les uns,
» d'un rouge terne, ou très-pâle, et comme décolorée ; d'une consis-
» tance coriace et d'un tissu filandreux ; chez les autres , cette chair
» est d'un rouge noirâtre ou très-foncé, dont la nuance n'est pas uni-
» formément répandue dans chaque partie , mais au contraire, s'y
» présente marbrée ou tachetée ; sa consistance est très-molle et elle
» cède facilement à la déchirure. Cette viande exhale toujours une
» odeur fade particulière, répugnante et nauséabonde, plus facile à
» apprécier et à reconnaître ensuite qu'à décrire. Son suif est ténu ,
» sans consistance et de mauvaise qualité pour le commerce.

» La chair musculaire des bœufs ou des vaches qui étaient affectés

» de péripneumonie aiguë et que l'on a eu soin d'abattre au début
» de cette maladie et de saigner suffisamment, avant qu'ils ne meu-
» rent, ne paraît pas notablement différer de celle des mêmes bes-
» tiaux qui ont été abattus en état de santé. Il en est de même de
» celle des vaches que l'on abat et que l'on saigne immédiatement, ou
» fort peu de temps après une parturition laborieuse qui les a mi-
» ses en danger.

» Mais si les bestiaux péripneumoniques sont morts avant d'avoir
» été convenablement saignés, leur chair, offre, indépendamment des
» caractères d'insalubrité qui viennent d'être décrits, d'autres signes
» non moins remarquables : ainsi, par exemple, leurs parties char-
» nues sont d'un rouge sombre ou très-foncé et parsemées de points
» ou petites taches noirâtres, formées par du sang extravasé ; les
» vaisseaux capillaires des divers tissus sont plus gros, plus appa-
» rents que de coutume et très-gorgés de sang ; le tissu cellulaire
» est infiltré de sérosité jaunâtre ou rougeâtre, etc. La putréfaction
» s'empare rapidement de ces viandes, surtout dans les chaleurs de
» l'été ; elles deviennent alors bientôt livides, puis verdâtres et féti-
des. Cuites dans l'eau, même à leur état de fraîcheur, elles four-
» nissent beaucoup d'écume et un bouillon d'un goût désagréable,
» qui se digère difficilement et se corrompt avec promptitude. —
» Lorsqu'elles sont rôties, ces viandes affectent encore désagréable-
» ment l'odorat et le goût, bien que d'une manière moins sensible,
» surtout quand elles sont assaisonnées.

» Mais nulle part ces derniers caractères d'insalubrité ne se montrent
» plus prononcés que sur la chair des bestiaux qui sont morts à la suite
» d'affections charbonneuses ou de fatigues excessives. Du reste, on
» observe des différences remarquables entre ces bestiaux selon qu'ils
» ont été saignés avant ou après leur mort. Dans le premier cas, c'est-
» à-dire, lorsqu'ils ont été saignés préalablement, on trouve les
» chairs et le tissu cellulaire des environs de la plaie du col, *infiltrés*
» de sang jusqu'à une certaine profondeur, comme dans une ecchy-
» mose. Partout ailleurs les chairs sont rosées ou d'un rouge pâle, et
» les petits vaisseaux sanguins, bien que vides en partie, renferment
» plus de sang que si l'animal eût été saigné en bon état de santé. Dans
» le second cas, les bords de la plaie sont seulement et *très-superfi-*
» *ciellement imbibés* de sang, et on trouve, dans le reste du corps, les

» chairs d'un rouge foncé, et les vaisseaux sanguins qui les traver-
» sent très-engorgés.

» Les bestiaux qui ont succombé à des maladies lentes ou chroni-
» ques sont réduits ordinairement à un état de marasme et de dété-
» rioration tel que l'on ne conçoit pas que leur viande puisse être
» débitée et vendue. Elle l'est cependant..... et, tous les jours, on
» livre à la consommation des habitants de notre ville la viande de
» vaches affectées de la phthisie dite *pommelière* ou *gravelière*, mala-
« die qui rend la chair de ces animaux absolument impropre à la
» nourriture de l'homme; résultat que la loi reconnaît implicitement,
» puisqu'elle met cette affection au rang des vices rédhibitoires et
» qu'elle oblige le vendeur à restituer le prix de l'animal, quand cette
» phthisie est reconnue après l'abattage. En effet, la chair de ces va
» ches est non-seulement d'une odeur et d'une saveur des plus désa-
» gréables, mais en outre décolorée, maigre, coriace et filandreuse;
» par sa cuisson dans l'eau, elle se racornit, fournit une écume
» abondante et un bouillon maigre et de mauvais goût. Son suif
» est en très-petite quantité, mou, ténu, parsemé souvent de cor-
» puscules granuleux, et de si mauvaise qualité qu'il ne convient pas
» à la fabrication de la chandelle.

» Quant à la viande des bestiaux et particulièrement des veaux qui
» sont trop jeunes pour servir à l'alimentation, elle se reconnaît faci-
» lement à sa couleur blanchâtre ou rose-blafard et légèrement bleuâ-
» tre, à son odeur très-fade et presque nauséuse, à son toucher gluant et
» à son extrême mollesse. Le charnu de cette viande est filandreux;
» son tissu cellulaire est très-lâche, très-ténu et comme visqueux. Le
» bouillon qu'elle fournit est par lui même d'une odeur et d'une sa-
» veur des plus fades et nullement appétissantes; sa digestion,
« toujours difficile, est accompagnée de flatuosités; il cause souvent
« des coliques et un effet laxatif: son usage prolongé amène et en-
» tretient la diarrhée; enfin, ce bouillon, non réparateur mais débi-
» litant, ne convient ni aux convalescents, ni aux malades.

» On conçoit que ces caractères d'insalubrité sont encore plus
» prononcés lorsque la viande provient de veaux qui sont morts-
» nés.

» La chair des moutons qui ont succombé à la maladie connue
» sous le nom de *sang de rate*, est d'un rouge sombre très foncé et

» d'une mollesse extrême ; elle se putréfie si promptement qu'à peine
» on peut l'exposer en vente.

» Celle des moutons affectée de *cachexie* ou *pourriture* est déco-
» lorée, flasque, gluante, coriace, sans saveur et sans sucs ; sa di-
» gestion, toujours plus ou moins difficile et flatulente, s'accompagne
» souvent de coliques et de diarrhée.

» La viande des porcs affectés de ladrerie se montre aussi pâle,
» flasque et coriace : son tissu cellulaire, infiltré de sérosité, est par-
» semé d'une multitude de petites ampoules transparentes, dans les-
» quelles se trouve le ver *ladrique*. Par la cuisson, cette viande se
» racornit et prend une saveur répugnante. Son bouillon est toujours
» fade et peu nutritif ; si on la sale, elle ne prend pas le sel et bien-
» tôt se corrompt. Bien que cette viande, dans l'opinion de certaines
» personnes, passe pour n'être pas absolument insalubre, il est cer-
» tain néanmoins qu'on la digère péniblement, qu'elle est peu nour-
» rissante et que souvent elle cause des coliques et de la diarrhée.

» Quant aux caractères des viandes que la putréfaction altère au
» point de les rendre insalubres, nous ne croyons pas nécessaire de
» les exposer ici ; car il n'est personne qui n'apprécie facilement
» ces viandes à leur aspect et surtout à leur odeur. »

On voit, par ce simple extrait, que les viandes salubres ont, ainsi
que les viandes malfaisantes, des caractères distinctifs, très-appa-
rents et faciles à reconnaître, non-seulement pour les hommes de
l'art, mais encore pour les personnes un peu exercées. Ces caractères
n'offrent guères d'incertitude et d'obscurité que quand il s'agit de
viandes dont l'insalubrité est elle-même douteuse ou peu prononcée : viandes qui dès lors peuvent former une catégorie distincte et
être signalées seulement comme *suspectes*.

Du reste il est utile de savoir qu'on rencontre dans l'appréciation
de la plupart des caractères d'insalubrité de la viande de boucherie,
des difficultés d'autant moindres, toutes choses égales d'ailleurs, que
cette viande se présente en quartiers plus volumineux et surtout que
l'appréciateur a pu visiter l'animal avant l'abattage, ou assister à son
ouverture et à son dépècement. Il est en effet des signes fort impor
tants qui se montrent spécialement dans certaines parties du corps
et notamment dans les viscères, parties que les intéressés ne manquent jamais de soustraire aux regards du public, quand l'animal

est dépécé; et il est d'autres signes que l'on sait adroitement af-
faiblir ou dissimuler par artifice, lors du dépècement ou du *parage*
de l'animal.

DEUXIÈME MOYEN. — *Mesures de surveillance et de répression de la part de
l'autorité.*

Dans l'état actuel de la législation qui régit le commerce des viandes de boucherie, ces mesures rencontrent beaucoup de difficultés ;
celles-ci, toutefois, ne paraissent pas insurmontables , et c'est ici le
lieu de faire remarquer que notre administration municipale, frappée
des graves inconvénients que ce commerce offre en ce moment pour
la santé publique , s'est occupée fort activement de ces mesures. Un
réglement complet sur cette matière a été discuté et adopté par la
Commission de salubrité, instituée près de cette administration.
Malheureusement des obstacles de finances n'ont pas encore permis de
le mettre à exécution.

En attendant le moment , si désirable et peut-être éloigné , où ces
obstacles fâcheux seront applanis et où s'exercera complétement une
surveillance salutaire sur les viandes offertes à la consommation des
habitants , ne pourrait-on , du moins, mettre chacun à portée de se
procurer avec certitude, quand il le voudrait, des viandes de bonne
qualité? Il suffirait, ce me semble, pour atteindre ce but , de quelques dispositions simples et non dispendieuses , dans le genre de celles qui se trouvent indiquées dans le rapport que je fis à la Société
de Médecine de cette ville le 24 décembre 1847. Ces mesures, bien
qu'elles ne puissent empêcher tout le mal que nous déplorons , auraient néanmoins une grande utilité, celle de permettre aux personnes
qui le désireraient d'éviter l'usage des mauvaises viandes ; et d'autre
part, ces mêmes mesures n'empêcheraient pas d'aviser aux moyens d'é-
tablir des dispositions plus complètes. Ces dispositions sont d'ailleurs
justifiées par des exemples que fournissent des professions , qui in-
téressent particulièrement la santé publique. Ainsi, dans l'exercice
de l'art de guérir, et dans la profession de pharmacien , par exemple, alors que les citoyens, inhabiles à juger par eux-mêmes de
la qualité des choses qui sont nécessaires à leur santé, deviendraient, à coup sûr, victimes des soi-disant guérisseurs, ou vendeurs

de remèdes, l'autorité signale à la confiance du public les hommes dont le savoir et il a moralité ont subi les épreuves convenables ; elle confère à ces hommes un titre officiel, qu'eux seuls ont le droit de porter, parce qu'eux seuls ont été reconnus comme offrant les garanties que réclame la profession qu'ils ont embrassée. En cela, l'autorité accomplit un devoir et fait tout ce qu'elle peut ; car elle ne pourrait aller plus loin et astreindre les malades à se confier exclusivement aux médecins et aux pharmaciens légalement reçus.

Or, ne conviendrait-il pas de prendre quelques mesures analogues au sujet de la vente d'un aliment dont la bonne qualité importe autant à la salubrité publique que la viande de boucherie? D'un aliment dont les propriétés malfaisantes ne peuvent ordinairement être reconnues par le vulgaire des acheteurs, et qui, dans l'état actuel des choses, est à la fois si coûteux et si décevant pour le pauvre ? Ne pourrait-on signaler, soit par des indications, soit par des empreintes très-apparentes, l'étal ou la marchandise des bouchers qui vendraient exclusivement des viandes dont la bonne qualité aurait été régulièrement constatée aux abattoirs ou ailleurs? Enfin, serait-il impossible de récompenser ces bouchers par des avantages dépendant de l'Administration ? — De telles mesures, je pense, ne porteraient atteinte à la liberté de personne et rassureraient tout le monde. Elles deviendraient pour les bouchers qui s'y conformeraient un encouragement mérité, et, en arrêtant la désertion déjà si considérable de nos abattoirs, elles conserveraient peut-être au trésor de la ville une source de bénéfices qui menace de se tarir. (1)

---

(1) Au moment de mettre sous presse, nous apprenons que l'administration monicipale va prendre des mesures conformes aux vœux qui viennent d'être exprimés, et nous croyons être l'interprète de nos concitoyens en lui en exprimant ici notre reconnaissance.

(Note de l'auteur.)

[illegible]

(1) Au moment de mettre sous presse, nous apprenons que l'administration municipale va prendre des mesures conformes aux vœux qui viennent d'être exprimés, et nous croyons être l'interprète de nos concitoyens en lui en exprimant les trib... reconnaissance.

(Note de l'auteur.)

www.ingramcontent.com/pod-product-compliance
Lightning Source LLC
Chambersburg PA
CBHW051322050726
47595CB00008B/3673